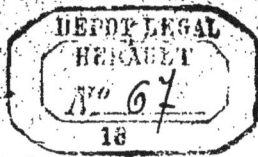

VIRUS SYPHILITIQUE

ET

SYPHILIS EXPÉRIMENTALE

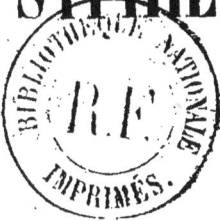

(REVUE GÉNÉRALE)

PAR

Peretz SCHÖNFELD

DOCTEUR EN MÉDECINE

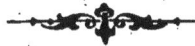

———— ✦ ————

MONTPELLIER

IMPRIMERIE GUSTAVE FIRMIN, MONTANE ET SICARDI

Rue Ferdinand-Fabre et Quai du Verdanson

—

1905

VIRUS SYPHILITIQUE

ET

SYPHILIS EXPÉRIMENTALE

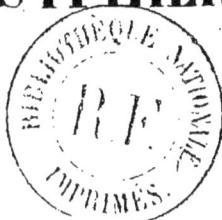

(REVUE GÉNÉRALE)

PAR

Peretz SCHÖNFELD

DOCTEUR EN MÉDECINE

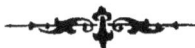

———✦———

MONTPELLIER

IMPRIMERIE GUSTAVE FIRMIN, MONTANE ET SICARDI

Rue Ferdinand-Fabre et Quai du Verdanson

———

1905

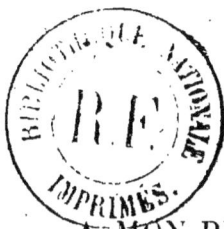

A MON PÈRE ET A MA MÈRE

*Faible témoignage de reconnaissance et
de vive affection pour toute une vie
de travail.*

P. SCHÖNFELD.

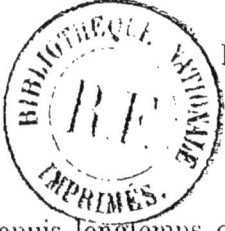

INTRODUCTION

Depuis longtemps on s'était appliqué à déterminer l'agent spécifique de la syphilis. On l'avait d'abord cherché dans les produits et manifestations extérieurs de la syphilis, puis dans les milieux intérieurs, tels que le sang, etc. Les résultats de ces recherches ont été tantôt négatifs, tantôt si contradictoires, qu'on peut dire à l'heure actuelle qu'on ne connaît pas encore cet agent.

Mais si l'agent figuré de la syphilis n'a pas encore été trouvé, on est arrivé dans ces dernières années à communiquer la syphilis aux animaux et, grâce à cette syphilis animale, à avoir quelques notions sur le virus syphilitique.

Il nous a paru intéressant de réunir tous ces faits et toutes ces notions dans un seul travail et c'est là ce qui va faire l'objet de notre thèse inaugurale.

Ce travail a été divisé en plusieurs chapitres :

Dans un premier chapitre d'historique, nous passons en revue ; 1° les recherches qui ont été faites pour la découverte de l'agent syphilitique ; 2° les expériences qui ont été tentées sur les animaux.

Dans un second chapitre, nous croyons utile de montrer,

en peu de lignes, que la syphilis est une maladie contagieuse et infectieuse.

Dans un troisième, nous décrivons, en résumé, les expériences qui ont été faites sur les animaux, spécialement sur l'espèce simiesque, et les résultats de ces expériences.

Dans le quatrième chapitre enfin, nous exposons la nature et les propriétés du virus syphilitique.

Mais avant d'entrer dans le sujet de notre travail, nous avons à remplir un devoir, celui d'exprimer notre profonde reconnaissance à ce noble pays de liberté et de justice, à cette vieille et célèbre école de Montpellier, si hospitalière, et à ses maîtres jeunes et vieux, pour leur enseignement si pratique.

Que notre président de thèse, M. le professeur Carrieu, nous permette de lui dire combien nous lui sommes reconnaissant pour ses belles et pratiques leçons de clinique et de thérapeutique, au lit du malade.

Que MM. les professeurs Ducamp et Brousse reçoivent nos plus vifs remerciements pour l'honneur qu'ils nous font en faisant partie du jury de notre thèse.

Mais il est un jeune et savant maître auquel, en fait de reconnaissance nous devons beaucoup, nous avons nommé M. le professeur agrégé Ardin-Delteil. Dès le commencement de nos études médicales, alors qu'il était encore chef de clinique, à ses contre-visites qu'il aimait tant, il a su par son amabilité et sa rare bonté nous attacher à lui et, depuis, notre affection et notre sympathie pour lui n'ont fait que grandir. Au jour où nous nous sommes présenté à lui pour lui demander un sujet pour notre travail inaugural, il a été heureux de pouvoir une fois de plus nous offrir ses services et ses précieux conseils.

Qu'il nous permette donc, comme faible récompense, de lui dédier ce travail et de lui dire que nous emporterons de lui le meilleur et le plus agréable des souvenirs.

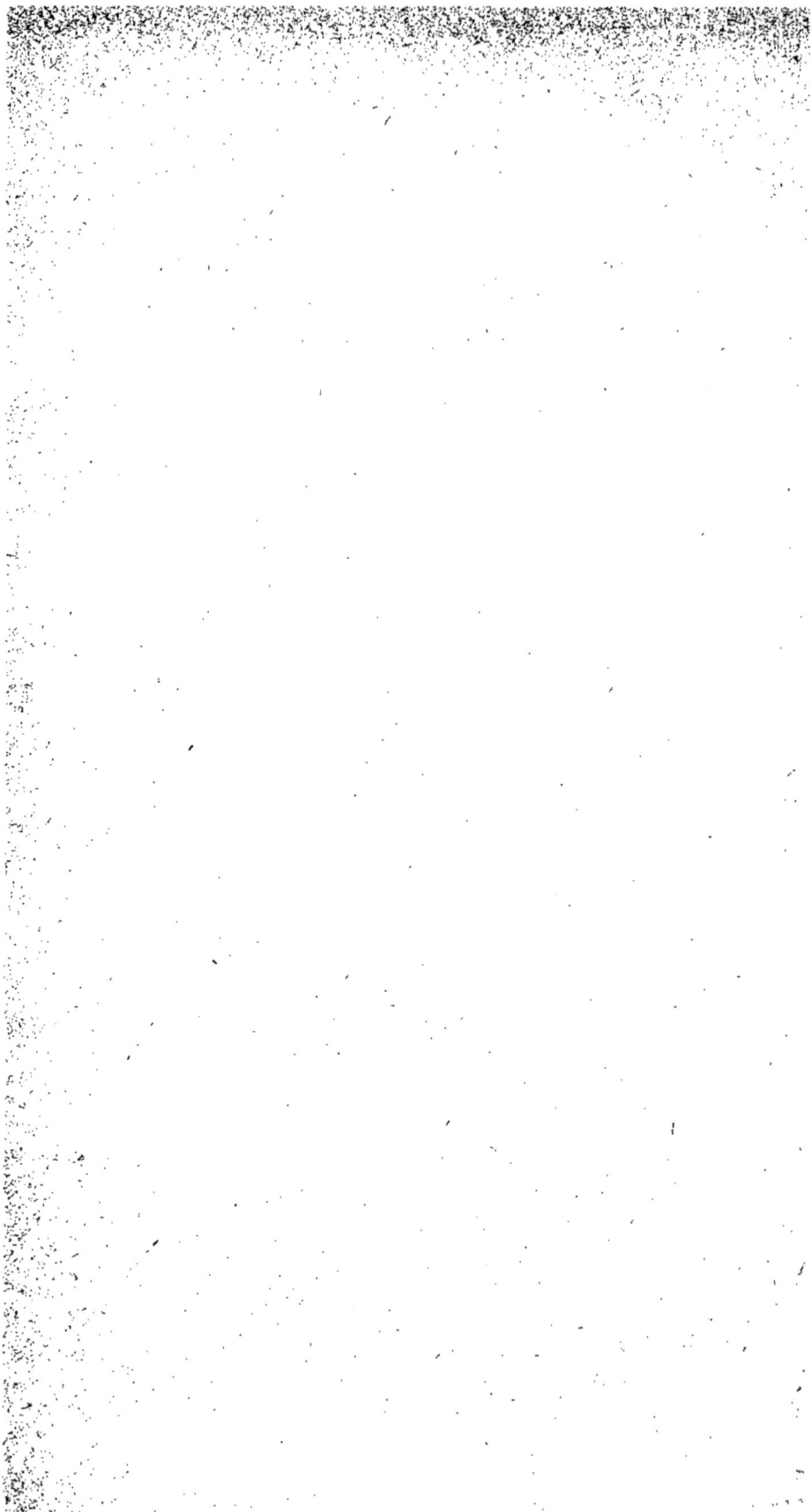

VIRUS SYPHILITIQUE

ET

SYPHILIS EXPÉRIMENTALE

(REVUE GÉNÉRALE)

CHAPITRE PREMIER

HISTORIQUE

Ce chapitre d'historique sera divisé en deux parties: une première partie, qui comprendra les phases par lesquelles ont passé les recherches pour la découverte de l'agent figuré de la syphilis; une seconde, relative à l'expérimentation animale.

1° Les recherches pour la découverte de l'agent figuré de la syphilis datent depuis peu de temps. C'est en 1882 que Martineau et Hamonic (1) avaient cru pouvoir cultiver le germe de la syphilis. Ils avaient procédé de la façon suivante: en cultivant sur bouillon de la sérosité d'un chancre induré, ils avaient aperçu, en examinant le liquide au bout de quelques

---

(1) Communication à l'Académie de médecine (Bull. de l'Ac. de méd. 1882).

heures, une très grande quantité de bactéridies. Avec ce liquide ils inoculèrent un porc à la région pénienne. Le lendemain de l'inoculation, examinant le sang de l'animal, ils y trouvèrent des bactéridies analogues aux bactéridies de la culture.

Martineau et Hamonic croyaient que c'était là le véritable germe de la syphilis d'autant plus que l'animal inoculé avait présenté au bout d'un mois des accidents primaires et secondaires de la syphilis.

Les mêmes auteurs, en recommençant les expériences un peu plus tard, sur un autre animal de la même espèce, en lui inoculant cette fois le pus d'un chancre induré, découvraient au bout de quatre jours dans le sang de l'animal les mêmes bactéridies que dans leur première expérience. Cette fois-ci l'animal a présenté aussi des accidents syphilitiques ultérieurs.

En 1884, Lustgarten (1) annonçait la découverte d'un bacille qui se trouverait dans les sécrétions et tissus syphilitiques, à l'intérieur des cellules migratrices et qui ne saurait être coloré que par une méthode spéciale appelée méthode de Lustgarten.

Giacomi (2) employant une méthode de coloration différente a retrouvé le bacille de Lustgarten : de même d'Outrelepont et Schütz (3), avec une méthode de coloration encore modifiée. Sabouraud (4), sur un très grand nombre d'expériences, n'a obtenu que des résultats négatifs.

Alvarez et Tavel (5) affirment avoir rencontré le bacille de

---

(1) Lustgarten. — Die syphilis bacillen (Wiener medicinische Iahrbuch. 1885, p. 89).

(2) Giacomi. — Correspondeurblatt für Schweizer Aerzte XV.

(3) Uber bacillen bei syphilis, Deutsche med. Wochenschrifft, 1885, p. 320.

(4) Annales de l'Institut Pasteur, 1892. p. 184.

(5) Archives de Physiologie, 1885, p. 303.

Lustgarten, dans les sécrétions normales et dans les sécrétions pathologiques non syphilitiques, entre autres dans le
smegma préputial, bacille qui ressemble beaucoup au bacille
de la tuberculose.

Tout dernièrement Joseph, Piorkowski et Paulsen ont assi-
milé le bacille de la syphilis au bacille de la diphtérie, de
Loffler. Leurs conclusions ont été combattues par Waelsch,
Pfeiffer et Wintemitz.

Si donc, on n'est pas arrivé à cultiver ni à inoculer l'agent
de la syphilis, nous verrons dans les chapitres qui suivent,
qu'on est arrivé à avoir quelques notions sur son virus.

2° Les tentatives d'inoculation de la syphilis aux animaux
datent d'Auzias Turenne, 1865. Avant lui, on avait fait
quelques essais d'inoculation aux animaux à sang-froid (gre-
nouilles et salamandres) mais bien entendu sans résultats.
Aurias-Turenne (1), en 1865 et Massenger Bradley (2), en
1871, sont arrivés à inoculer la syphilis à un chat.

Charles Legros (3) en 1867, Neumann et Rebatel (4) en 1882
et Horand (5) en 1883 eurent des résultats positifs sur des
cobayes. Le cobaye de Legros, examiné par M. Lancereaux,
présentait d'après ce dernier des lésions caractéristiques de
la syphilis.

Carenzi de Turin est arrivé à inoculer une génisse sur la-
quelle il a pu obtenir des papules syphilitiques. Avec le produit de ces papules il a fait des inoculations à une jeune fille,
qui a présenté au bout de huit jours des papules semblables
à celles de l'animal. Nous arrêtons là le récit de l'expérimen-

---

(1) La syphilisation, p. 422.
(2, 3, 4, 5) Cité dans le dictionnaire encyclop. des sc. médicales, 1884,
t. xiv, p. 498 et suivantes.

tation animale pour le continuer dans notre chapitre « Expérimentation » parce que les résultats obtenus, soit sur les porcs, soit surtout sur les singes, sont plus dignes de remarque et par conséquent ont besoin d'être développés plus longuement.

CHAPITRE II

LA SYPHILIS EST UNE MALADIE CONTAGIEUSE ET INFECTIEUSE

Comme nous l'avons dit dans notre introduction, il nous semble utile de décrire dans quelques lignes les preuves de la nature contagieuse et infectieuse de la maladie.

1° *Contagion de la syphilis*

A.— Preuves cliniques faites : *a*) Par la méthode dite de confrontations, qui consiste dans l'examen des individus qui ont eu entre eux des rapports génésiques ou autres et chez lesquels on assiste à l'évolution des accidents ; *b*) par les observations journalières sur des médecins, chirurgiens ou infirmiers qui, à la suite de touchers, opérations ou pansements, contractent la maladie.

B. — Preuves expérimentales. En effet, des expériences ont été faites sur des individus qui volontairement se sont laissé inoculer la syphilis, d'autres ont été inoculés à leur insu et, dans tous les cas, les individus avaient pris la syphilis.

2° *Nature de la syphilis*

La nature infectieuse de la maladie est démontrée par :

A. — *Les phénomènes généraux* caractérisés par: de la fièvre, une dépression physique et morale, perte des forces, oppression, palpitations, insomnie, amaigrissements et anémie.

B. — *Les modifications du sang* qui consistent dans une diminution des globules rouges et de leur oxyhémoglobine et dans une augmentation des globules blancs.

C. — *Les localisations* sur les divers organes: sur le foie, en donnant de l'hépatite et un ictère qui est quelquefois très grave en se terminant par de l'urémie; sur le rein donnant de la néphrite aiguë ou subaiguë, néphrite qui peut aussi se terminer par de l'urémie; sur la rate, en donnant de la mégalosplénie; sur les organes lymphoïdes, en donnant les adénopathies généralisées bien connues; sur les articulations, en donnant les arthrites spécifiques; sur les muqueuses: conjonctivites, rhinites, etc.: sur les diverses membranes de l'œil: les iritis, choroïdites, rétinites, etc.

D. — L'étude des lésions. En effet les lésions de la syphilis ont été rapprochées par M. le professeur Bosc des lésions de la clavelée, de la variole, de la vaccine, maladies essentiellement infectieuses et qu'il appelle maladies bryocitiques.

CHAPITRE III

EXPERIMENTATION SUR LES ANIMAUX

Nous avons vu dans le chapitre d'historique les quelques essais qui ont été faits pour inoculer la syphilis aux animaux. Mais ce n'est que quand les recherches ont été faites sur l'espèce animale, qui se rapproche de l'espèce humaine, c'est-à-dire sur les singes, que les résultats ont été, on peut le dire, remarquables. Mais avant de passer aux expériences faites sur les singes, nous sommes obligé d'exposer les tentatives d'inoculation sur les porcs, parce que sur quelques-uns on avait obtenu des résultats vraiment étonnants.

C'est ainsi que Martineau et Hamonic (1), en 1882, ont inoculé deux jeunes porcs à la région pénienne, avec le produit d'un chancre induré. Ils ont obtenu aux points d'inoculation des indurations, avec apparition au bout d'un mois, de papules syphilitiques et d'adénopathie correspondante. De leurs expériences, les auteurs croient pouvoir conclure que :

a) Le porc présente une certaine résistance au virus syphilitique.

_____

(1) Communication à l'Acad. de médecine, août 1882.

b) L'évolution de la syphilis chez le porc est plus rapide que chez l'homme.

c) Le porc ne présente pas tous les accidents de la syphilis humaine.

d) Le virus syphilitique, qui est inoculable de l'homme au porc, ne l'est pas du porc au porc, pas même de ce dernier à un autre animal, tel que le singe par exemple.

e) Cette non-transmissibilité d'animal à animal paraît être en rapport avec la courte évolution des manifestations syphilitiques chez ces animaux.

Après Martineau et Hamonic, Adrian, Hügel et Holzhauser ont aussi inoculé des cochons et leurs résultats furent de même positifs. Cependant, tout dernièrement, Neisser, sur 18 cochons n'a réussi qu'une seule fois.

On peut donc conclure, d'une façon générale, que les porcs sont sensibles à l'infection syphilitique.

EXPÉRIENCES SUR LES SINGES

Le virus syphilitique ayant pu être inoculé dans quelques cas rares à l'espèce porcine, on s'est demandé, à juste raison, s'il ne pouvait pas être inoculable aux espèces d'animaux qui ont une grande affinité avec l'espèce humaine, c'est-à-dire aux singes. Parmi les singes, ce sont les anthropoïdes qui prennent le plus facilement la syphilis. En effet, Grünbaum et Nutall ont démontré que le sérum des anthropoïdes a les mêmes propriétés hémolytiques, agglutinatives et précipitantes que le sérum humain. « Ils ont établi que le sérum des animaux, préparé avec du sang humain, manifeste vis-à-vis du sang et du sérum d'homme les mêmes propriétés que vis-à-vis du

sang et du sérum des singes anthropoïdes (chimpanzé, go-
rille, orang-outang) « (Metchnikoff et Roux).

Des expériences sur les primates ont été faites, surtout sur
un sous-ordre de ces animaux appelés Catarrhiniens ou singes
de l'ancien monde. Peu nombreuses et peu concluantes ont été
les expériences faites sur les deux autres sous-ordres : Pla-
tyrrhiniens ou singes du Nouveau-Monde et Arctopithèques.

Parmi les Catarrhiniens, c'est surtout sur les macaques et
Anthropoïdes que des expériences ont été tentées. Très peu
nombreuses sont les recherches sur les Cynocéphales ou pa-
pions.

A. —*Expériences sur les macaques*

Ce sont Klebs (1), en 1875 et en 1877, et Mossé (2), qui ont
fait les premières tentatives d'inoculation du virus syphilitique à des macaques. Klebs avait procédé dans le premier cas
avec des cultures de chancre induré et, dans le second cas,
avec le fragment même du chancre. Dans les deux cas, il avait
obtenu, au bout de six semaines, de belles éruptions papuleu-
ses. Mossé, de Montpellier, avait échoué.

Martineau et Hamonic (3), en 1882, avaient exposé à la
Société médicale des hôpitaux, et tout dernièrement à l'Académie de médecine, les expériences qu'ils ont faites et les résultats qu'ils ont obtenus sur un macaque dénommé Fracas-
tor. Voici comment les auteurs avaient procédé : Avec la sé-

---

(1) Archiv. für expérimentelle Pathologie, 1879, t. x, p. 161.
(2) Gazette hebdomadaire des sciences médic. de Montp. 1887.
(3) Bull. de l'Acad. de médecine, 1882, p. 1007, revue clin. d'Androl. et
Gynéc., 1903, p. 225.

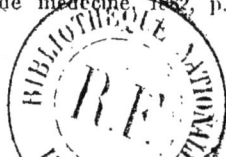

rosité recueillie sur un chancre induré, ils firent trois inoculations à la région pénienne de l'animal. Vingt-huit jours
après l'inoculation, ils constatèrent, aux points d'inoculation,
des chancres indurés typiques avec engorgements ganglionnaires correspondants. Un mois après, disparition du chancre et apparition de quelques syphilides érosives.

Hamonic (1) a repris ces expériences en 1903, sur un macaque japonais (Macacus cynomolgus). En procédant de la
même façon que sur le premier animal, il a vu se développer,
au bout de vingt-et-un jours, aux points d'inoculation, des indurations d'adénopathie inguinale.

M. le professeur Grasset (2) a fait, en 1884, quelques essais
d'inoculation de virus syphilitique à des macaques. Sur 4 singes qu'il a inoculés, deux n'ont rien présenté ; le troisième a eu
quelques accidents rapportés par M. Grasset à de la septi-
cémie ; le quatrième, présenté par M. Grasset à la Société de
médecine de Montpellier, a eu quelques accidents semblables
à ceux de l'homme, mais qui ont très vite guéri.

Sperck (3) en 1886 et 1888, par un très grand nombre d'expériences sur les singes, a réussi sur un macaque. Sperck est
arrivé à donner la syphilis à un second macaque en lui inoculant le produit d'ulcération de son premier animal, et à un
troisième macaque en lui inoculant des lésions du second.

En 1893, Maurice Nicolle (4) inocule à l'Institut Pasteur un
macaque chez lequel il obtient des papules caractéristiques.

Charles Nicolle (5), en 1900, inocule, à son laboratoire de

---

(1) Revue clin. d'Andrologie et Gynec. 1903, p. 326.
(2) Grasset. — Gaz. hebdomad. des sciences méd. de Montp., 1884, p. 402
(3) Sperk. — OEuvres complètes, t. II, Paris, 1896, p. 614-616, cité par les
annales de l'Ins. Pasteur, 1903.
(4) Ann. de l'Institut Pasteur, 1903, p. 812.
(5) Ibid., p. 636.

Rouen, trois bonnets chinois (Macacus sinicus). Après l'inoculation de produits syphilitiques (chancres ou ganglions), ces
animaux présentèrent, aux points d'inoculation, des papules
squameuses ; un seul de ces trois animaux présenta, au point
d'inoculation, une induration accompagnée d'adénopathie.
Toutes ces lésions apparaissaient au bout de 15 à 19 jours et
guérissaient dans les 10 à 23.

M. Nicolle se demande si le virus syphilitique ne pourrait
pas devenir plus actif pour le macaque après plusieurs pas-
sages sur les anthropoïdes.

Metchnikoff et Roux (1) dans le courant de l'année 1903,
ont essayé d'inoculer des macaques d'espèces différentes. Sur
12 macaques qu'ils ont inoculés, ils n'ont obtenu que sur 4
singes, quelques accidents passagers. Deux de ces animaux
(M. sinicus), avaient présenté des lésions légères, comparables à celles décrites par Ch. Nicolle, c'est-à-dire des papules squameuses aux points d'inoculation. Les accidents primaires avaient guéri sans laisser de traces et sans être suivis
d'accidents secondaires.

Deux autres de ces animaux (M. cynomolgus), n'ont présenté autre chose que des lésions papulo-squameuses passa-
gères. L'un les avait présentées au bout de 27 jours, l'autre
après 28 jours de l'inoculation. Un autre M. cynomolgus,
quatre M. sinicus et un maimon (M. nemestrinus) inoculés
par scarification, n'ont rien présenté. Enfin, de deux M. cynomolgus inoculés avec du sang d'un syphilitique en pleine ro-
séole, un seul a présenté une adénopathie légère. Metchnikoff
et Roux ajoutent que « le peu d'importance des lésions syphilitiques, leur courte durée et l'absence d'accidents secondai-

_____

(1) *Ibid.*, 1904, p. 2.

res. ont fait supposer que les macaques sont capables d'atténuer le virus syphilitique. »

Nous indiquons dans le chapitre suivant les expériences ultérieures des auteurs sur le chimpanzé pour la con-
firmation de leur hypothèse.

Metchnikoff et Roux, reprenant leurs expériences, en 1904,
sur des macaques à queue courte (M. rhesus), ont obtenu sur
un de ces animaux, un chancre induré, mais non suivi d'accidents secondaires.

Neisser (1) a repris les expériences de Metchnikoff et Roux
sur les macaques. Sur 7 « macacus rhesus », l'inoculation
était restée sans résultat. Sur 4 « macacus speciosus », l'inoculation par scarification de plaques muqueuses, a donné, au
bout d'un mois, des tuméfactions indurées aux points d'inoculation, accompagnées d'adénopathie. Pour Neisser, ces lésions étaient peut-être de nature syphilitique, mais ne ressemblaient nullement à la syphilis humaine. Lassar (2), de
Berlin, a aussi essayé de donner la syphilis aux macaques.
Il a inoculé avec le produit chancreux ou ganglionnaire, trois
bonnets chinois et il a vu apparaître, au bout de 15-19 jours
des éléments papulo-squameux, et, dans un cas, une induration avec adénopathie.

De toutes ces expériences sur les macaques, on peut conclure que :

1° Les macaques prennent la syphilis, sinon dans tous les
cas, au moins dans une très grande partie.

2° Parmi les diverses espèces de macaques, ce sont les ma-

---

(1) Neisser. -- Deutsche med. Wochenschrifft, 1904, p. 1369 et 1431. Analyse
in Gazette des hôpitaux, 1904, p. 1258.

(2) Lassar. -- Berliner klinische Wochenschrifft, 1903. p. 1189. Bull. de l'Institut Pasteur, 1904. p. 113.

cáques à longue queue qui y sont le plus sujets, et parmi ces derniers, c'est le bonnet chinois (M. sinicus).

3° La syphilis des macaques, vu la rareté ou l'absence de phénomènes secondaires, est une syphilis atténuée.

4° L'incubation de la syphilis humaine aux macaques varie entre 15 jours et un mois.

B. -- Expériences sur les anthropoïdes

C'est dans ces deux dernières années qu'on s'est occupé sérieusement de la transmissibilité de la syphilis humaine aux anthropoïdes (chimpanzés, gorilles, orang-outangs).

En France, Metchnikoff et Roux en ont obtenu des résultats remarquables. En Allemagne, Lassar et Neisser obtiennent des résultats positifs non douteux, malgré les quelques échecs de ce dernier.

Metchnikoff et Roux (1) ont inoculé en tout dix chimpanzés, et tous les cas ont été suivis de succès. Il serait trop long et superflu de nous étendre sur les détails de leurs expériences sur chaque chimpanzé. Nous bornerons notre description à un résumé d'expériences et de résultats qu'ont obtenus les auteurs, résumé qui est d'ailleurs bien présenté par ces auteurs dans leur troisième mémoire (*Annales de l'Institut Pasteur*, 1904, p. 658).

Sur dix chimpanzés, sept ont été inoculés avec du virus humain d'origines diverses. Tous les 7 ont été inoculés avec de la sérosité de chancres indurés, et quatre de ces sept ont

---

(1) M. et R. — Annales de l'Institut Pasteur, 1903 et 1904, premier, deuxième et troisième mém.

reçu en outre le produit de plaques muqueuses et de syphilides chancriformes. Les trois autres chimpanzés ont reçu : le
premier, les exsudats d'un chancre et d'une syphilide papu-
leuse d'un autre chimpanzé ; le second, de la sérosité chan-
creuse d'un bonnet chinois, et le troisième le produit chancreux du macaque Buffon (M. cynomolgus).

- L'inoculation consistait en petites scarifications superficiel-
les pratiquées aux arcades sourcilières, aux paupières et aux
organes génitaux. Dans quelques-unes de leurs expériences,
les auteurs pratiquaient des injections sous-cutanées.

L'incubation de la syphilis humaine variait entre 22 et 27
jours. Au bout de ce temps, l'accident primaire apparaissait
au point d'inoculation, d'abord sous forme de taches petites
et roses. Ces taches, au bout de quelques jours, se couvraient
de squames qui, sèches d'abord, se transformaient ensuite en
croûtes jaunes, qui se fendaient, en laissant suinter une sérosité claire. Dans deux cas seulement, Metchnikoff et Roux
ont observé au milieu des taches le développement de petites
vésicules remplies de liquide. Mais bientôt ces vésicules s'a-
platissaient et se transformaient en croûtes.

Au bout d'un nombre variable de jours, toutes ces lésions
se transformaient en chancres indurés très caractéristiques.
Les bords des chancres étaient saillants et le fond, après la
chute de la croûte, présentait une ulcération humide. Ces
chancres se maintenaient pendant des semaines et des mois
et guérissaient après un nombre variable de jours.

Quelques jours après l'apparition du chancre, les chimpanzés présentaient aux régions correspondantes aux points d'i-
noculation, des engorgements ganglionnaires, durs, mobiles et
indolores. Donc le chancre du chimpanzé a la même évolution que chez l'homme. Ce chancre a été suivi de manifestations secondaires comparables à celles de l'homme. Sur le
premier chimpanzé de Mechnikoff et Roux, il s'est développé,

un mois après l'apparition du chancre, des syphilides papulo-squameuses typiques. Pour que la signification de ces syphilides ne fût pas douteuse, Metchnikoff et Roux ont inoculé avec le produit de râclage d'une de ces syphilides un second chimpanzé, qui, au bout de 35 jours, a présenté aux points d'inoculation (verge et cuisse) des chancres typiques, avec adénopathie indolore correspondante. Sur un autre chimpanzé, 18 jours après l'apparition du chancre de l'arcade sourcilière, ont apparu des érosions linguales, érosions qui avaient tous les caractères de plaques muqueuses. Pour prouver la nature spécifique de ces érosions, Metchnikoff et Roux, après râclage d'une de ces érosions, ont inoculé le produit à deux macaques (M. sinicus et M. cynomolgus), qui, au bout de quelque temps, ont présenté des chancres très caractéristiques.

Enfin l'examen histologique du chancre des chimpanzés ayant été fait, a démontré sa nature syphilitique. En effet, ce chancre a été examiné par Arnal et Salmon, qui y ont vu une mononucléose et une périartérite des plus caractéristiques.

Chez quelques-uns de leurs chimpanzés, Metchnikoff et Roux ont observé une augmentation notable de la rate pendant toute la période secondaire, chez un autre de leurs animaux une paraplégie qui s'est maintenue un mois.

De leurs expériences. Metchnikoff et Roux tirent les conclusions suivantes :

1° De tous les singes, le chimpanzé est le plus sensible à la syphilis.

2° Les accidents primitifs (chancres) et les accidents secondaires (syphilides et plaques muqueuses) ont la même évolution que dans la syphilis humaine.

Le premier chimpanzé des auteurs, inoculé d'abord avec le virus d'un chancre en voie de guérison et âgé d'un mois, et cinq jours après avec du virus plus fort d'un chancre frais, et étant donné que ce n'est que la première inoculation qui avait prise, Metchnikoff et Roux en concluent que :

3° Le virus d'un chancre guéri peut être assez actif pour être inoculé avec succès.

4° L'immunité peut être acquise en peu de jours (cinq dans le cas de Metchnikoff et Roux).

Lassar (1), de Berlin, a inoculé avec succès deux chimpanzés : l'un avec le produit d'un chancre induré humain, à la face et aux oreilles. Quatorze jours après l'inoculation, le chimpanzé a présenté aux points d'inoculation des chancres indurés typiques avec polyadénopathie. Un mois après l'apparition du chancre, Lassar a vu se développer sur les membres, la tête, les faces palmaires et plantaires, des papules syphilitiques très caractéristiques.

Sur un second chimpanzé, l'auteur a fait des inoculations aux mêmes endroits que sur le premier, mais avec les produits syphilitiques du premier. Au bout de quinze jours, il a vu se développer des accidents primaires, et six semaines après des accidents secondaires consistant en papules syphilitiques. Lassar en conclut :

1° Le chimpanzé prend la syphilis.

2° La syphilis du chimpanzé est inoculable à un autre individu de la même espèce.

A. Neisser (2), à la suite de la publication des deux mémoires de Metchnikoff et Roux s'est occupé de la question de transmissibilité de la syphilis aux anthropoïdes.

Sur neuf chimpanzés qu'il a inoculés, il a eu plusieurs

---

(1) Lassar. — Berliner klinische Wochenschrift, 1903, p. 1189, et 1904, p 801.

(2) Neisser. — Deutsche med. Wochensch., 1904, p 1369 et 1431. Gaz. des Hôpit., 1904, p. 1258.

échecs ; mais dans un cas il a observé des accidents primaires et secondaires très nets.

Ce chimpanzé avait reçu pendant 6 mois une grande quantité de sérum provenant de syphilitiques en pleine éruption, et pendant tout ce temps l'animal n'a présenté aucun accident. Après la dernière injection de sérum, Neisser lui inocule le produit des plaques muqueuses provenant d'un syphilitique. Au bout d'un mois, l'animal a présenté aux points d'inoculation des chancres typiques avec polyadénopathie, et plus tard des syphilides papulo-squameuses. Six semaines après une réinoculation est restée sans résultat.

Neisser a encore inoculé un orang-outang et un gibbon. L'orang-outang a présenté des accidents syphilitiques très nets. Le gibbon a présenté des accidents qui, d'après Neisser, ne ressemblaient nullement à la syphilis humaine, mais qui, vu leur tardive apparition et l'impossibilité de la réinoculation, étaient de nature syphilitique.

De toutes ces expériences nous pouvons tirer les conclusions suivantes :

1° De tous les animaux, c'est le singe qui est le plus apte à prendre la syphilis.

2° Parmi les singes, ce sont les anthropoïdes qui sont les plus susceptibles au virus, et, parmi ces derniers, c'est le chimpanzé qui est très sensible.

3° Le premier accident, c'est-à-dire le chancre, apparaît après un laps de temps à peu près égal au temps d'incubation de la maladie chez l'homme. Ce chancre guérit au bout de quelque temps.

4° Les accidents secondaires (papules et plaques muqueuses) apparaissent chez le chimpanzé, de 4 à 6 semaines après l'apparition du chancre. Donc, ces accidents évoluent de la même façon que chez l'homme.

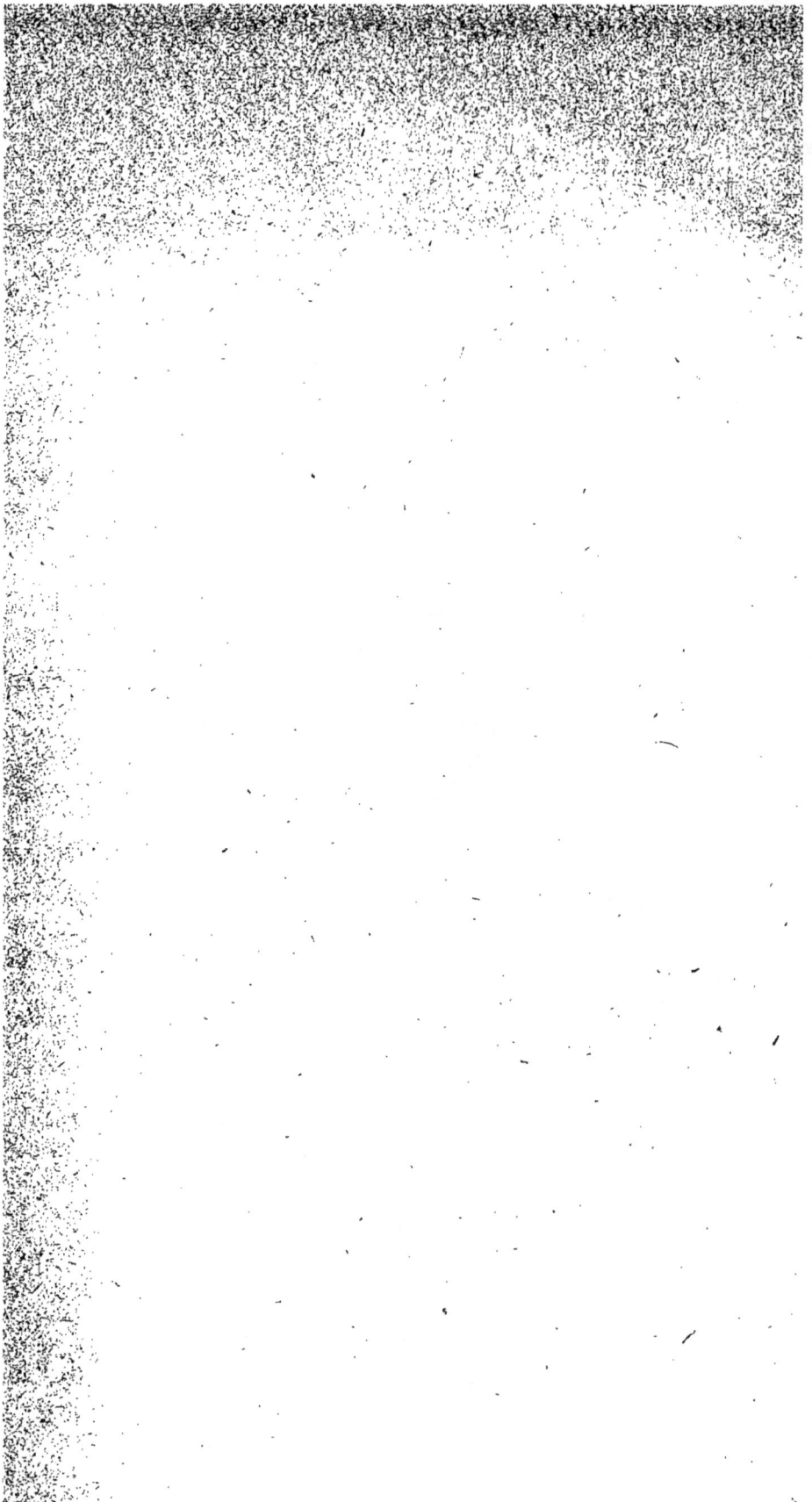

CHAPITRE IV

LE VIRUS SYPHILITIQUE, SA NATURE, SA LOCALISATION, SES PROPRIETES

A. — *Nature du virus syphilitique*

L'agent de production de l'infection syphilitique est à coup sûr un agent microbien, mais qui, malgré les nombreuses recherches n'a pas encore été vu ou a été vu et décrit différemment par les auteurs. En tout cas, il n'a pas été inoculé et encore moins cultivé. N'étant pas encore trouvé, on l'a dénommé virus, c'est-à-dire agent inconnu, dont l'existence est probable, sinon certaine, mais qui n'a pas été constatée objectivement.

B. — *Localisation du virus*

Le virus syphilitique existe dans la sérosité du chancre et des plaques muqueuses, dans les syphilides et peut-être aussi dans les lésions tertiaires. Pratiquement, il faut considérer que le virus syphilitique continue à exister dans les lésions cutanéo-muqueuses des anciens syphilitiques, lésions survenues plusieurs années même après la période secondaire.

D'après quelques auteurs, le virus syphilitique existerait dans le sang des syphilitiques en pleine période secondaire. Parmi ces auteurs, nous citerons Waller, Pelizzari, l'anonyme du Palatinat, etc.

D'après Neisser ce virus n'existerait pas dans le sang pendant la période secondaire. Cet auteur apporte à l'appui de ses affirmations, des expériences faites sur l'homme d'abord, sur le chimpanzé ensuite.

Sur le chimpanzé de Neisser, que nous avons cité plus haut, nous avons vu que des injections de sérum des syphilitiques, en pleine période secondaire, pratiquées pendant 7 mois sont restées sans résultat. Même plus, l'animal inoculé après, avec le produit résultant de plaques muqueuses, a présenté au bout d'un mois des accidents primaires et secondaires très nets.

Cependant les expériences antérieures des auteurs que nous avons cités ne sont pas moins concluantes.

Neisser cependant n'en tient pas compte et conclut :

1° A l'innocuité du sang des syphilitiques en pleine période secondaire.

2° Le sérum humain des syphilitiques n'est pas immunisant.

C. — *Filtration du virus*

On sait que le virus de certaines infections des animaux, dont le microbe n'est pas connu, est filtrable. Deux auteurs allemands, Klingmüller et Baermann (1), ont fait des expé-

---

(1) Kling. et Baermann. — Deutsche med. Wochens, 1905, p. 766. Gaz. des Hôp., 1904, p. 623.

riences sur eux-mêmes pour voir si le virus syphilitique est filtrable. Voici comment ils avaient procédé : ils ont pris le produit résultant du broiement de chancres syphilitiques et de plaques muqueuses, ils l'ont filtré à travers les bougies de Berkefeld sous une pression de 250 millimètres. Avec les produits de filtration ils ont pratiqué sur eux-mêmes des injections sous-cutanées et des frictions sur des endroits scarifiés. Ils n'ont obtenu qu'un peu d'inflammation locale et de l'adénopathie légère, sans autre accident.

Les auteurs en concluent que l'agent microbien de la syphilis n'est pas filtrable, tout en objectant à leur méthode, qu'étant donné qu'il s'est écoulé 3 heures du moment de la prise du virus au moment de l'inoculation, il se peut que la virulence du virus ait été atténuée.

Metchnikoff et Roux (1) objectent aux auteurs cités qu'il manquait à leurs expériences un témoin pour prouver que le virus non filtré était bien capable de donner la syphilis. Puis, ils ajoutent que « le délai de plusieurs heures nécessaires pour obtenir le liquide filtré et l'eau dite physiologique qui servait pour la dilution, étaient peut-être déjà capables d'altérer la virulence. C'est alors que Metchnikoff et Roux ont repris les expériences des auteurs allemands, mais sur des chimpanzés. Ils avouent d'abord que leurs recherches microscopiques ont été négatives.

Voici comment ils avaient procédé : en prélevant le virus d'un chancre induré et de syphilides chancriformes, ils le diluèrent avec 2 c. c. d'humeur aqueuse de mouton. Après filtration de ce mélange à travers une bougie Berkefeld 12 A, ils en ont inoculé le produit à un chimpanzé au niveau de l'arcade sourcilière. En même temps, ils ont fait avec le

---

(1) Metchnikoff et Roux. — Annales de l'Inst. Pasteur, 1904, p. 662.

reste du liquide une injection sous-cutanée. Toute l'opération n'a duré que 50 minutes. Les résultats de cette expérience ont été négatifs. Pour s'assurer que cela ne tenait pas à la dilution du virus par l'humeur aqueuse, ni à la diminution de la virulence par le temps nécessaire à la filtration, les auteurs inoculèrent le même virus dilué, mais non filtré, à un autre chimpanzé. Au bout de 37 jours, ce chimpanzé avait présenté, aux points d'inoculation, des chancres typiques et de l'adénopathie correspondante. De cette expérience, les auteurs tirent la même conclusion que les auteurs allemands, c'est-à-dire que le virus syphilitique ne traverse pas la bougie de Berkefeld, qui cependant laisse passer le virus de la péripneumonie des bovidés.

D. — Virus syphilitique traité par la chaleur

Metchnikoff et Roux continuant leurs recherches sur le virus syphilitique, ont pu voir ce que devenait le virus quand il était chauffé, et ceci parce que la chaleur, comme la filtration, peut servir d'agent d'atténuation de la virulence des virus.

Ils avaient pris 2 c. c. de virus non filtré, les avaient introduits dans un tube scellé et chauffé pendant une heure à 51°. Avec ce virus ils avaient fait des scarifications et des inoculations à un chimpanzé. Le résultat fut négatif. D'où les auteurs concluent que :

Le virus syphilitique soumis à la chaleur pendant une heure à 51° perd toute sa virulence.

E. — *Virus syphilitique traité par les substances chimiques.*

Metchnikoff et Roux avaient cru que parmi les substances chimiques la glycérine serait capable d'atténuer le virus syphilitique. Ils avaient donc mélangé quelques gouttes de virus avec plusieurs volumes de glycérine concentrée. Ils avaient procédé sur leur chimpanzé, toujours par scarifications et inoculations. Cette fois-ci les résultats furent positifs. Il s'était développé aux points d'inoculation des chancres indurés très typiques. D'où les auteurs tirent cette conclusion que :

Le virus syphilitique dilué avec de la glycérine ne perd nullement sa virulence, ni son pouvoir **pathogène.**

F. — *Atténuation du virus syphilitique par passage sur*

les singes.

Atténuation du virus par passage sur des macaques. — Metchnikoff et Roux ayant réussi à inoculer la syphilis aux singes anthropoïdes, ils avaient cru un moment qu'il serait peut-être possible d'atténuer son virus par passage à travers l'organisme des singes plus ou moins réfractaires à ce virus. Pour cela, ils ont inoculé du virus syphilitique humain à des individus divers de l'espèce Macacus. Comme nous l'avons montré dans un chapitre précédent, ils n'avaient obtenu sur

12 individus que 4 résultats positifs. Les lésions obtenues sur ces 4 macaques furent peu marquées et peu durables. Avec la sérosité d'une de ces petites lésions, un chimpanzé fut inoculé au niveau des organes génitaux. Au bout de 15 jours, ce chimpanzé a présenté aux points d'inoculation de petites lésions absolument semblables aux lésions du macaque, lésions qui guérirent très vite (au bout de dix jours).

Un mois après, quand il ne restait plus rien des lésions obtenues chez le chimpanzé, ce dernier a été soumis à une nouvelle inoculation aux mêmes endroits et en plus à la cuisse, mais cette fois-ci avec le virus pris sur un chancre induré humain. Les lésions provoquées superficiellement guérirent très vite, mais huit jours après leur chimpanzé avait présenté une adénopathie généralisée. Trois mois après la première inoculation, après un examen minutieux de l'animal, on ne percevait aucune trace de lésion secondaire, ni à la peau, ni aux muqueuses. Les auteurs se croient en droit d'en conclure :

« Que la première inoculation du chimpanzé avec le virus du macaque, lui a donné une immunité vis-à-vis du virus humain », et ils ajoutent « qu'il est impossible d'attribuer l'absence d'accidents syphilitiques chez notre anthropoïde à une immunité naturelle, car la première inoculation a été suivie de lésions, légères il est vrai, mais pourtant bien caractéristiques ».

D'un autre côté, pour prouver que le virus humain inoculé au chimpanzé, était bien virulent, les auteurs ont inoculé avec ce dernier virus, deux macaques dont un tout neuf non inoculé, et un autre qui avait déjà présenté de petites lésions spécifiques.

Le premier de ces macaques, le macaque témoin, a présenté, au bout de 27 jours, au point d'inoculation, une petite lésion qui a été assez caractéristique. Le second, immunisé en quelque sorte par une première inoculation, était resté indemne de toute lésion.

De ces expériences les auteurs se croient en droit de conclure :

1° Qu'il est possible d'obtenir une atténuation du virus syphilitique par le passage de ce virus à travers les macaques.

2° Qu'il est possible de produire une immunité artificielle à l'aide du virus atténué.

Metchnikoff et Roux, pendant les mêmes expériences, s'étaient aperçus que tous les macaques ne présentaient pas la même sensibilité à l'égard du virus syphilitique. Le Macacus cynomolgus est plus résistant au virus que le M. sinicus.

G. — *L'atténuation du virus syphilitique par filtration et chauffage est-elle possible et peut-elle être transformée en vaccin ?*

Metchnikoff et Roux inoculant un chimpanzé avec du virus filtré et n'ayant rien obtenu, l'inoculèrent de nouveau au bout de trois semaines avec du virus humain non filtré. Vingt-deux jours après l'inoculation ils ont obtenu des chancres indurés typiques et de l'adénopathie correspondante.

Un second chimpanzé inoculé avec du virus chauffé à 51° et n'ayant présenté, au bout de 21 jours, aucun accident, les auteurs le réinoculèrent avec du virus humain non chauffé. 33 jours après, l'animal a présenté aux points d'inoculation des lésions typiques avec adénopathie correspondante.

Metchnikoff et Roux continuant leurs recherches sur les propriétés du virus syphilitique, inoculèrent un chimpanzé avec une *très petite quantité de virus* provenant d'un macaque (M. cynomolgus). Quarante-huit heures après l'inoculation, les auteurs n'ayant encore rien constaté, réinoculèrent leur animal avec du virus syphilitique provenant d'un individu de la même espèce que précédemment, mais cette fois-ci avec du virus en grande quantité. Ils ont obtenu alors des chancres typiques et une adénopathie très marquée. La nature de ces lésions était d'autant moins douteuse, que les auteurs, inoculant trois autres macaques, avec la sérosité provenant de ganglions tuméfiés, avaient provoqué chez ces animaux des accidents primaires non douteux.

De toutes ces expériences, on peut conclure avec les auteurs précités :

1° Le virus syphilitique filtré n'est pas capable de produire l'immunisation.

2° Le virus syphilitique chauffé à 51° n'est pas non plus capable d'immuniser l'animal.

3° Le vaccin antisyphilitique doit être cherché parmi les virus capables de provoquer des lésions locales, mais aussi minimes que possible.

CONCLUSIONS

1° La syphilis n'est plus l'apanage de l'espèce humaine.

2° Parmi les animaux qui prennent la syphilis, ce sont surtout les singes anthropoïdes qui se montrent très sensibles.

3° Le germe de la syphilis n'a pas encore été trouvé, mais on en connaît quelques propriétés.

4° Le virus syphilitique n'est pas filtrable.

5° Le virus filtré ne produit pas l'immunisation.

6° Le virus syphilitique est tué par la chaleur.

7° Le virus chauffé ne peut pas servir de vaccin.

8° Le virus syphilitique est atténué par passage à travers l'organisme des macaques.

BIBLIOGRAPHIE

ADRIAN. — Archiv für Dermatologie u. Syphilis, t. XLVII, p. 103.

ARNAL et SALMON. — Annales de l'Institut Pasteur, 1904, p. 465.

AUZIAS-TURENNE. — La syphilisation, p. 422.

ALVAREZ et TAVEL. — Recherches sur le bacille de Lustgarten (Archives de physiologie, 1885, p. 303).

BOSC. — Presse médicale, 1903, p. 53 et 548.

DOUTRELEPONT et SCHÜTZ. — Uber bacillen bei syphilis (Deutsche medecin. Wochenschrifft, 1885, p. 320).

FOURNIER A. — Traité de la syphilis, 1899, p. 11.

GIACOMI. — Neue Ferbungsmethode des Syphilis bacillen (Correspondeurblatt für schweizer Aertze XV).

GRASSET. — Gaz. hebdomad. des sciences méd. de Montpellier, 1884, p. 402.

HÜGEL et HOLZHAUSER. — Archiv für Dermathologie u. syphilis, 1900, p. 225.

KLINGMÜLLER et BAERMAUN. — Deutsche Medic. Wochenschrifft, 1904, p. 766,

LASSAR. — Berliner klinische Wochenschrifft, 1903, p. 1189 ; et 1904, p. 801.

KLEBS. — Archiv für experimentelle Pathologie, 1879, t. X, p. 161,

LUSTGARTEN. — Die syphilis bacillen (Wiener med. Iahrbuch, 1885, p. 89).

MARTINEAU et HAMONIC. — Bulletin de l'Académie de médecine, 1882, p. 1007, et Revue clin. d'andrologie et gynécologie, 1903, p. 225 et 326.

METCHNIKOFF et ROUX. — Annales de l'Institut Pasteur, 1903 et 1905. Premier, deuxième et troisième mémoires.

MOSSÉ. — Gazette hebdom des sciences méd. de Montpellier, 1887.

NEISSER. — Deutsche medic. Wochen, 1904, p. 1369 et 1431 et Archiv für Dermat. et Syphilis, t. LIX, 1902.

NICOLLE CH. — Annales de l'Institut Pasteur. 1903, p. 636.

SPERK. — Œuvres complètes, t. II, Paris, 1896, p. 614-616.

SABOURAUD. — Annales de l'Institut Pasteur, 1892, p. 184.

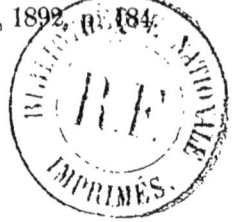

www.ingramcontent.com/pod-product-compliance
Lightning Source LLC
Chambersburg PA
CBHW060501210326
41520CB00015B/4047